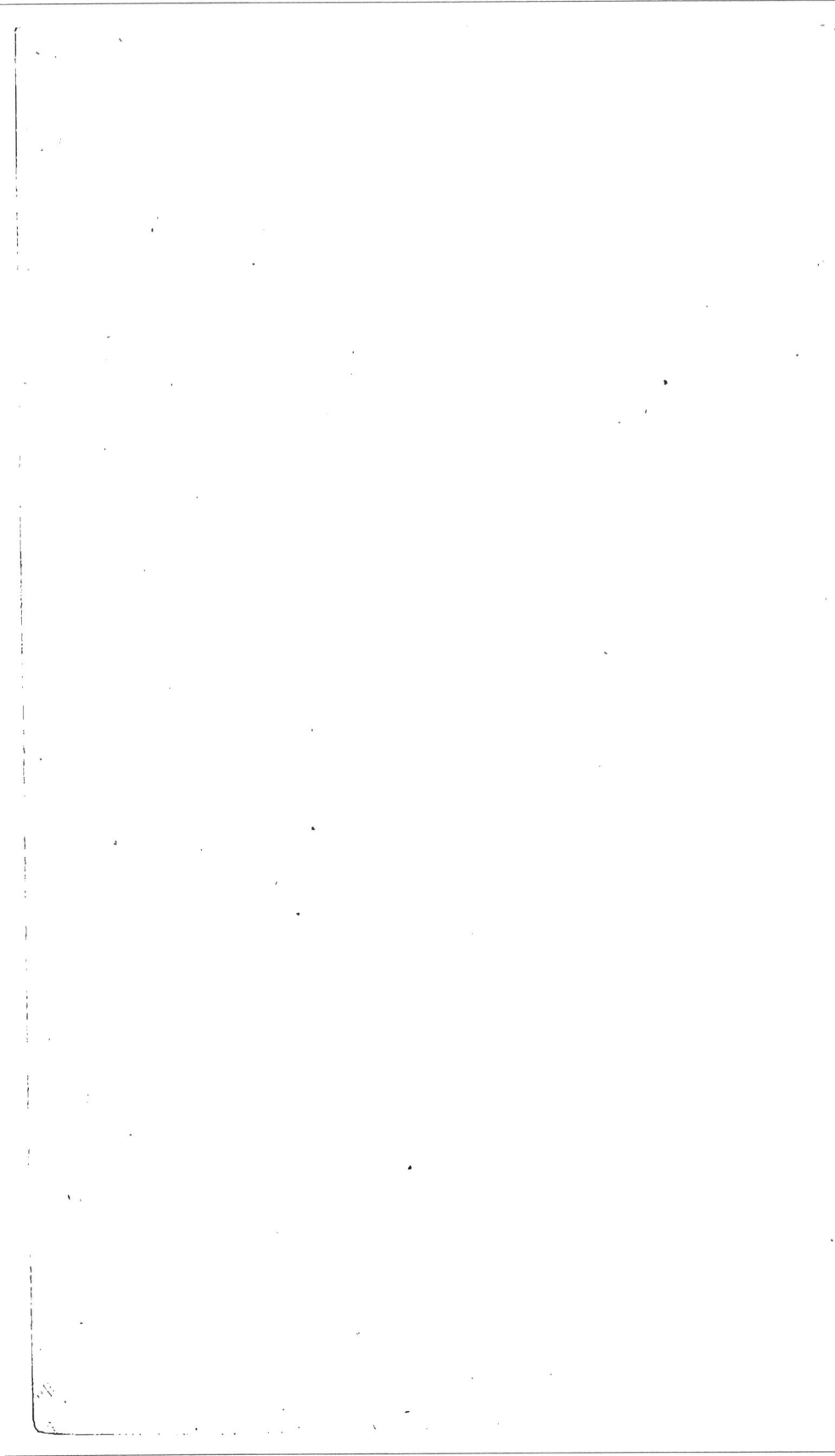

RECHERCHES

SUR LES

CAUSES DE LA DÉPOPULATION

DU

VILLAGE DE PIORRY

(Commune de Joserand, Puy-de-Dôme),

ET SUR LES

MOYENS PROPRES A NEUTRALISER LEUR ACTION;

PAR J.-J.-Hippolyte AGUILHON,

Docteur-médecin, membre correspondant de l'Académie de Clermont, ancien élève des hôpitaux et hospices civils de Paris, médecin-inspecteur des eaux thermales de Châtelguyon, etc.

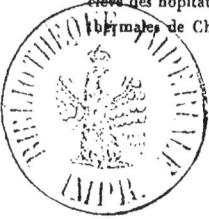

CLERMONT,

IMPRIMERIE DE THIBAUD-LANDRIOT FRÈRES,

Libraires, rue Saint-Genès, 10.

—

1848.

RECHERCHES

SUR

LES CAUSES DE LA DÉPOPULATION

DE PIORRY,

Village faisant partie de la commune de Joserand, Puy-de-Dôme,

ET SUR LES

MOYENS PROPRES A NEUTRALISER LEUR ACTION (1).

La commune de Joserand, dont Piorry fait partie, est située dans le département du Puy-de-Dôme, à trente kilomètres nord de Clermont-Ferrand, à quatorze de Riom, et à quelques kilomètres de Combronde.

Cette commune est placée au fond d'un joli bassin ovallaire, en forme d'entonnoir, arrosé par la rivière de la Morge, et dominé de tous les côtés par les sou-bassements des montagnes ou par des collines élevées.

---

(1) Ce mémoire est extrait d'un travail adressé par M. Aguillhon à l'Académie de Clermont, et renfermant une carte topographique et de nombreux tableaux statistiques.

Du côté du sud-ouest on trouve les coteaux de Bouzat et de Bansons ; à l'ouest, ce sont ceux du Montcel, au nord ceux de Chabrepine, au nord-est et au sud-est ceux d'Artonne ; de Saint-Agoulin et de Saint-Myon. La commune de Joserand est limitée, au sud, par la rivière, au couchant par la commune du Montcel et par la route nationale qui conduit de Clermont à Paris, au nord par la commune de Champs, à l'est par les communes de Saint-Agoulin et d'Artonne.

Cette commune comprend trois principales sections, celles de *Joserand* et des *Charmats* qui en occupent la partie la plus élevée, et celle de *Piorry* qui repose sur la région la plus déclive. Tout ce pays est montagneux ; mais une plaine assez étendue sépare les deux premières sections de la troisième.

Les habitations de cette contrée se trouvent bâties sur le penchant de coteaux exposés au midi ; partout elles reposent sur un terrain argilo-sablonneux, ou sur des roches primitives composées spécialement de porphyre et de granit. — La végétation n'y est pas moins active que dans le pays circonvoisin : des arbres assez nombreux bordent les chemins, ou sont plantés au milieu de terres cultivées ; l'on y cueille une petite quantité de fruits divers, et la récolte consiste plus particulièrement en seigle et en pommes de terre.

Par leur exposition, Joserand et la plaine qui le sépare de Piorry sont constamment balayés par les vents; l'eau ne croupit point autour des habitations; les chemins y sont secs; la santé la plus florissante apparaît sur les visages; la mortalité n'y est point exagérée.

Quoique situé sur le penchant d'une colline, Piorry (1) ne se présente pas dans des conditions aussi favorables; les maladies y exercent annuellement une influence désastreuse. Ce hameau domine une vallée divisée par la grande route en deux portions subdivisées elles-mêmes par le lit de la Morge; cette vallée représente une espèce d'entonnoir dont le point central serait le pont jeté sur la rivière, et dont les parois latérales se trouveraient constituées à l'est, par le hameau lui-même, et quelques prés qui le séparent de la grande route; au midi, par des terrains dépendant des communes de Combronde et d'Artonne; enfin au nord et à l'ouest, par le *communal de Laschamps* qui appartient à la commune de Montcel. Ces divers terrains bordent la Morge à une distance de 4 à 500 mètres; on les voit s'élever graduellement à mesure qu'ils s'éloignent de la rivière.

D'après une telle disposition, la vallée sur les flancs de laquelle on aperçoit Piorry, est peu accessible aux vents, et l'air qu'on y respire est difficilement renou-

---

(1) *La Tuilerie*, qui consiste en un groupe de maisons, fait partie de la section de Piorry.

velé. D'une part, il ne s'y établit aucun courant d'air, car la seule ligne où il pourrait s'en produire, occupe la direction de la Morge, et des arbres nombreux plantés sur ses rives tortueuses viennent y faire obstacle; d'une autre part, les montagnes qui dominent Piorry sont trop élevées pour que les vents de l'est y pénètrent; celles que l'on voit au nord et à l'ouest, quoique plus éloignées, offrent une élévation plus grande encore, et opposent aux vents qui partent de ces points une barrière insurmontable, lorsque les vents sont modérés. Les collines situées au midi et au sud-ouest permettent seules, à une certaine hauteur, l'arrivée des vents, de telle sorte que ceux-ci passent en partie au-dessus de la vallée, et se dirigent en partie sur Piorry, entraînant avec eux les vapeurs plus ou moins *impures* qui s'exhalent du *communal de Laschamps.*

Ce communal comprend deux portions : l'une septentrionale plus petite et inclinée au sud-est, l'autre méridionale plus grande; la seconde, celle qui doit plus spécialement fixer notre attention, consiste en un terrain inégal, occupant une surface de trois à quatre hectares; son fond est composé de limon et d'argile rouge (1); un gazon court mais assez touffu,

---

(1) Tout le pays compris entre Piorry et Combronde est composé d'argile rouge, qui sert à la fabrication de la tuile.

des joncs et d'autres plantes rabougries y végètent
avec peine ; sa surface est continuellement mouillée,
ou par les eaux pluviales ou par celles de la rivière,
vaporisées pendant la belle saison, soit par quelques
filets d'eau naissant çà et là, soit enfin par une source
d'eau minérale qui sourd en son milieu.

Dans ce communal les eaux restent stagnantes.
Durant les saisons pluvieuses, elles laissent à décou-
vert, pendant l'été, une vase noirâtre, mêlée de ma-
tières végétales qui se corrompent et s'altèrent promp-
tement.

Matin et soir, et souvent dans la journée, des vapeurs épaisses s'élèvent de cette prairie marécageuse,
vapeurs d'autant plus abondantes que la température
de l'atmosphère est plus élevée. Tout me porte à
admettre que ces vapeurs servent de véhicule à un
principe morbifique, et que ce principe, engendré
par la fermentation vaseuse, est lui-même d'autant
plus abondant que la saison est plus chaude, si l'on
en juge par les effets qu'il produit. Ce qui prouve
l'exactitude de notre assertion, c'est que les fièvres
intermittentes déterminées par les exhalaisons du marais de Laschamps deviennent très-fréquentes à Piorry
à l'époque des chaleurs de l'été, en juillet, août et
septembre. Les cultivateurs intelligents de ce hameau
assurent qu'ils ressentent au printemps les premiers
effets de ces miasmes. Ils éprouvent une débilité gé-
nérale, lente et insensible ; leurs fonctions organiques

se troublent peu à peu. Pendant l'été, la fièvre se règle et ils éprouvent les premiers symptômes d'une fièvre quotidienne ou tierce. Quand arrive l'automne, celle-ci reçoit le type quarte ou devient continue. C'est alors qu'elle se complique des phénomènes morbides, graves et permanents, qui se terminent souvent d'une manière fâcheuse.

Ordinairement, la pesanteur spécifique des effluves les entraîne vers le sol, et l'empoisonnement miasmatique est d'autant plus fréquent que l'on séjourne dans des couches d'air plus rapprochées des bas-fonds; de telle sorte que les habitants des coteaux et des lieux élevés sont moins maltraités que ceux qui vivent dans le voisinage du marais et des cours d'eau.

Piorry, malgré qu'il soit sur une élévation, n'est point à l'abri des effluves qui sont poussées vers lui par les vents d'ouest et de sud-ouest qui soufflent si souvent en Auvergne; aussi la fièvre y règne-t-elle fréquemment. Elle n'épargne ni l'enfant à la mamelle qui peut, il est vrai, contracter la maladie en suçant le lait maternel, ni ses aînés qui ne se sont point écartés du foyer domestique, ni leur mère que retiennent chez elle les travaux du ménage, pas même le vieillard impotent que les infirmités forcent à ne point abandonner la maison. Elle frappe de près le cultivateur le plus robuste, obligé de travailler les terres voisines du foyer d'infection.

M. Worms a dit (1) : « Sous l'influence d'un vent
dominant, on peut envisager un marais comme une
pièce en batterie; le danger est devant et s'étend
d'autant plus loin que l'impulsion de la colonne d'air
miasmatique est plus forte ; au-dessous comme en ar-
rière et sur les côtés de la colonne mobile, le danger
a disparu. » Pour les habitants de Piorry, la colonne
mobile, c'est l'air chargé de vapeurs marécageuses;
le moteur de cette colonne, c'est le vent du midi.
Ainsi, qu'ils travaillent dans la vallée, ils trouvent
l'ennemi de leur santé! qu'ils se rendent à leur village, cet ennemi les y poursuit! Partout, dans la
vallée comme sur le penchant de la colline, leurs pou-
mons se gorgent de cet air vicié; le sang, au mo-
ment de l'hématose, s'en saisit et va distribuer dans
leur économie un germe qui provoque nécessaire-
ment la maladie ou la mort.

Je me résume, et je dis :

1°. Toutes les circonstances topographiques et at-
mosphériques concourent au plus haut degré à l'insalubrité de Piorry; d'une part, exhalations d'effluves paludéennes dans la vallée que domine ce hameau ; d'une autre part, absence de vents qui puis-
sent en renouveler l'air, et production d'autres vents

(1) Exposé des conditions d'hygiène et de traitement propre
à diminuer la mortalité dans l'armée d'Afrique. — Paris, 1838.

(sud et sud-ouest, les seuls accessibles) qui dirigent
sur les habitations l'air méphitique, et l'y appor-
tent d'autant plus vicié que la température atmos-
phérique est plus élevée.

2°. Le communal de Laschamps et conséquemment
les émanations qu'il engendre sont évidemment la
cause spéciale des fièvres intermittentes qui règnent
endémiquement à Piorry (1).

C'est donc à cette cause qu'il faut rapporter et
l'état continuellement maladif des habitants de cette
contrée et la mortalité vraiment excessive dont ils
sont frappés.

Mais il ne suffit pas d'avancer ces propositions. Que
l'on pénètre avec moi dans le domicile de ces paysans!
Que l'on pèse un instant les renseignements recueil-
lis auprès d'eux! Que l'on jette un coup d'œil sur les
tableaux statistiques de la commune de Joserand que
j'ai dressés moi-même et comparés à ceux d'autres
communes placés dans des conditions analogues ou
opposées! et la vérité jaillira. Avant de consulter les
registres de l'état civil de la commune de Joserand,
j'ai visité toutes les maisons de Piorry pendant l'été
de 1844; les faits que j'ai constatés sont déplora-

---

(1) J'ai étudié avec soin les habitations, la nourriture, les
eaux des puits (qui sont mêlées d'un peu d'eau minérale), et
je n'ai point trouvé ailleurs que dans le marais de Laschamps,
des causes évidentes de fièvre périodique.

bles (1). Sur soixante-cinq personnes habitant la
commune de Piorry, j'en ai trouvé vingt-cinq actuel-
lement atteintes de fièvres intermittentes, ou portant
avec elles des altérations consécutives ! Il y en a seize
autres qui ont eu ces fièvres dans le cours de l'année;
un tiers seulement a été épargné, et encore ne l'a-t-
il pas été durant les années précédentes ! D'ailleurs,
aucun des habitants frappés par l'endémie actuelle ou
par les endémies des années précédentes, ne jouit
d'une santé parfaite : soumis à l'action morbide d'une
cause commune qui altère leur économie, ces mal-
heureux en ressentent les effets communs; sur leur
physionomie est imprimé le cachet de la funeste influence à laquelle ils ne peuvent échapper. Tous pré-
sentent un teint plombé, une peau fine et blafarde,
des tissus sans vigueur et sans élasticité, un œil sans
expression, des membres sans reliefs musculaires,
une démarche paresseuse, en un mot tous les signes
d'un état de souffrance continuelle.

Comment avec un tel état sanitaire, comment avec
des résultats aussi déplorables, les corps peuvent-ils
atteindre un degré de développement satisfaisant?
Est-ce que des êtres aussi débiles, sans cesse en proie
à des maladies ou à l'action latente d'une cause morbide, peuvent donner le jour à des sujets plus robustes

(1) L'état sanitaire de Piorry a été moins mauvais pendant
l'année 1845.

qu'eux ! Une telle population ne peut que dégénérer; le lait maternel présente à peine les qualités nutritives nécessaires. Les enfants souffrent dans le sein de leur mère; dès qu'ils l'ont quitté, ils languissent encore. Si, comme l'a dit Monfalcon en parlant des habitants de la Brenne, « ils franchissent le terme de la première enfance, ils ne vivent pas, ils végètent; devenus hommes, ils restent cacochymes, boursouflés, hydropiques..... (1). » Enfin, ajouterai-je avec M. Michel Lévy : Vieux à quarante ans, décrépits à cinquante, ils parviennent rarement à leur soixantième année (2). » Car maigres et chétifs, ils sont doués d'une telle constitution que « la longévité est impossible, et la vieillesse arrive avant le temps (3). »

Après les renseignements oraux viennent les chiffres:

1°. D'après les trois derniers recensements (ceux de 1831—1836—1841), les chiffres de la population de la commune de Joserand ont été 480—518—595 : soit en moyenne 531 habitants. Celui des ménages s'est élevé à 102—126—133; ou en moyenne 120 ménages (4).

---

(1) Histoire des marais, p. 119.

(2) *Loc. cit.*, t. I, p. 434.

(3) OEuvres d'Hippocrate, trad. par E. Littré (des airs, des eaux et des lieux); Paris, 1840, t. 2, p. 29.

(4) Ma statistique roule sur une période de dix années, pendant laquelle il a été opéré trois recensements. C'est pourquoi je me base sur ceux-ci pour établir la moyenne de la popula-

La section de Piorry, suivant les notes recueillies sur les lieux, comprend 18 ménages dont la population est représentée par le chiffre 65 ; reste donc pour les deux autres sections de la commune de Joserand (celles des Charmats et de Joserand) 102 ménages habités par 466 individus.

Le nombre des naissances de cette commune a été dans l'espace de dix années (de 1834 à 1843 inclusivement) de 178, dont 88 garçons et 90 filles, c'est-à-dire, terme moyen pour chaque année, 8 à 9 garçons et 9 filles ; total 17 à 18 individus des deux sexes.

La mortalité dans la commune entière s'est élevée, pendant les mêmes dix années, à 196 individus, dont 98 du sexe masculin et 98 du sexe féminin, c'est-à-dire en moyenne 9 à 10 hommes et 9 à 10 femmes, en somme 19 à 20 individus des deux sexes.

Or, prenons le chiffre moyen de la population de Joserand qui est de 531 habitants, et comparons-lui celui des décès qui a été, par an, de 19, nous avons 1 décès sur 27 à 28 habitants.

Le chiffre des décès comparé à celui des naissances, est donc plus considérable ; ainsi, il y a eu en 10 années 178 naissances et 196 décès, conséquemment

tion et du nombre des ménages. C'est ainsi que j'agirai pour obtenir les chiffres de la population des autres contrées, auxquels je dois comparer Joserand.

Je dois faire observer aussi que, dans mes divers calculs, je négligerai les fractions.

18 décès en plus ; ce qui donne par année 17 naissances sur 19 décès, ou près de deux décès de plus
que de naissances.

J'ai dû comparer cette mortalité à celle d'autres
communes voisines ou éloignées, placées dans des
conditions topographiques analogues ou différentes.

La commune de Montcel, voisine de celle de Joserand, mais à l'abri de causes marécageuses, a
offert dans les trois derniers recensements une population de 506—594—595, soit en moyenne 565 habitants ; et un nombre de ménages de 105—120—
116, ou en moyenne 113 ménages. Dans la même
période de dix années, j'ai compté 174 naissances et
124 décès, c'est-à-dire 17 naissances sur 12 décès
par an ; en d'autres termes, le chiffre des naissances
a dépassé celui des décès de 50 dans les dix années
ou de 5 par an ; conséquemment la mortalité a été
pour Montcel dans le rapport de 1 à 47.

Dans les localités dont les noms suivent, les décès comparés à la population offrent les rapports
suivants :

Commune de Mozac .... 1 à 41
—— Ménétrol............ 1 à 55
—— Riom .... 1 à 32
Dans l'arrondissement de Riom ...... 1 à 47
Dans le département du Puy-de-Dôme. 1 à 40
Dans la France entière............ 1 à 39

Ainsi donc, la commune de Joserand perd, chaque

année, un plus grand nombre d'habitants que celles
qui l'avoisinent ; mais cette perte se répartit-elle éga-
lement entre les trois sections de la commune, ou bien
pèse-t-elle exclusivement sur l'une d'elles ? C'est ce
qu'il est important de calculer. Le nombre des habitants de Piorry, ai-je déjà dit, s'élève à 65 ; les registres de la commune établissent 51 décès survenus
dans cette section pendant neuf années (1), soit 6 décès par an. Les décès ont donc eu lieu dans le rapport
de 1 à 10.

Si la mortalité pour la section de Piorry est de 1 sur
10, il est facile de trouver le rapport de celle des deux
autres sections : en effet, retranchant 65 (nombre des
habitants de Piorry) de 531 (celui des habitants de la
commune entière), il reste 466 habitants pour les
sections des Charmats et de Joserand réunies. Prenant
ensuite le nombre 196 qui indique celui des décès de
la commune pendant les dix mêmes années (celle
1838 exceptée), et retranchant de ce nombre celui
de 51 (nombre des décès de Piorry), on obtient pour
les Charmats et Joserand un résultat de 145 décès.
Or, ce chiffre 145 divisé par 9 donne 16 décès par
an ; par conséquent, en comparant ce nombre de dé-

---

(1) Je suis obligé de ne calculer que sur neuf années, attendu
que dans les actes de l'année 1838, on n'a point fait mention
des sections de la commune où les décès et les naissances ont
eu lieu.

cès (16) à celui de la population (466), la mortalité
dans les deux sections des Charmats et de Joserand
reste dans le rapport de 1 à 29. — Cette mortalité
n'est donc plus aussi considérable et se rapproche de
celle des autres communes, dès qu'on isole la section
de Piorry, et Piorry seul voit chaque année sa population décimée.

Un décès sur 10 habitants pour la section de
Piorry! Mais c'est une mortalité des plus fortes, plus
considérable que celle des pays les plus pauvres et des
classes de la société les plus malheureuses, plus considérable encore que celle des prisons, aussi forte que celle
des hôpitaux de notre pays et de la France entière!

Jusque-là, je crois avoir rempli une partie de
la tâche que je m'étais imposée : il me paraît dé-
montré que l'insalubrité du village de Piorry recon-
naît pour cause l'existence du marais de Laschamps;
que les vents de midi et de sud-ouest y poussent
journellement, pendant les mois les plus chauds de
l'année, les effluves délétères exhalées de ce marais;
que ces miasmes donnent naissance à des fièvres intermittentes qui se compliquent d'une manière fâcheuse, ou impriment leur fatal cachet sur les affections diverses dont sont atteints les habitants de cette
contrée; enfin, que, par suite de ces ravages, non-
seulement le chiffre des naissances est inférieur à celui des décès, mais encore la mortalité moyenne est

plus forte que celle des contrées voisines et de la
France entière, et plus considérable que dans les
hôpitaux, les prisons et autres lieux dont les conditions diverses semblent concourir à l'augmenter (1).

Ces funestes conséquences font appel à l'humanité
éclairée ; elles réclament la sollicitude d'un gouvernement paternel. Je serai l'interprète des victimes en
m'efforçant d'indiquer les remèdes propres à cicatriser
la plaie qui les décime chaque année.

L'art possède deux ordres de moyens propres à
préserver l'homme de l'action des effluves paludéennes;
les uns consistent dans l'application de préceptes hygiéniques indispensables aux habitants des contrées
insalubres, les autres tendent à provoquer le dessèchement des marais eux-mêmes et à rendre par conséquent impossible toute production ultérieure des
émanations délétères. Les premiers ne peuvent être
mis en usage dans toutes les circonstances et spécialement dans celles qui fixent notre attention ; d'ailleurs ils restent souvent insuffisants, lors même qu'ils
ne sont point négligés ; les seconds seuls déterminent
des effets sûrs et durables.

Que l'on vienne, en effet, dire aux habitants de

---

(1) La mortalité de l'armée, dans les colonies, est de 1 sur
13 hommes ; en Afrique, de 1 sur 14 ; dans les hôpitaux du
département du Puy-de-Dôme, 1 sur 26 ; dans les hôpitaux de
France, de 1 sur 9 ou 10 malades.

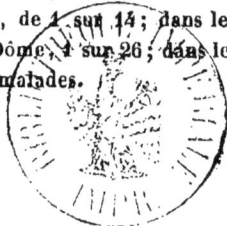

Piorry : Faites un usage constant de vêtements de laine, vous rendrez moins sensible le passage trop brusque et trop rapide de l'ardeur brûlante du jour au froid presque glacial des nuits, et vous éviterez l'invasion de fièvres souvent mortelles ; ne vous livrez pas au sommeil sur les terrains humides qui avoisinent le marais de Laschamps ; tenez vos maisons fermées ; allumez-y un feu clair qui puisse détruire l'humidité et déterminer un mouvement salutaire de l'air ; préservez-vous, en un mot, des impressions subites du froid et de l'humidité (1), compagnons inséparables des émanations marécageuses ; buvez un vin généreux ; faites consister votre régime en des substances les plus nutritives sous un petit volume ? Vous observerez les règles principales de l'hygiène du pays que vous habitez, et vous vous mettrez en garde contre l'ennemi qui s'attache à vos pas.

---

(1) Dans un mémoire lu à l'académie de médecine, le 16 septembre 1845, M. Lavieille, médecin à Alger, nie que les fièvres intermittentes soient dues à l'influence des miasmes marécageux, dont il conteste même l'existence. Il croit et cherche à démontrer que le froid humide est la seule cause évidente à laquelle il faille attribuer ces fièvres. Des membres de l'académie ont paru partager cette opinion qui n'est pas acceptable. Pour nous qui sommes voisins de contrées, les unes simplement humides et les autres humides et paludéennes en même temps, nous pouvons affirmer que nous ne voyons les fièvres se produire que dans ces dernières, où les vapeurs aqueuses servent uniquement de véhicule aux effluves.

Est-ce que cette voix serait comprise ? Non, sans doute. Ces campagnards jouissent d'une aisance trop limitée ; ils ne sauraient renoncer à la culture de la terre qui les appelle à toute heure ; sans les pénibles efforts qu'ils lui donnent, ils manqueraient fréquemment de ce pain grossier, leur unique nourriture. Comment leur serait-il loisible de pratiquer et de tirer avantage de ces préceptes sanitaires consacrés par l'expérience, mais, je le dis avec sincérité, tout à fait insuffisants au milieu des circonstances où ils vivent ?

Que nous reste-t-il donc à faire ? Les engagerons-nous à quitter leur village ? mais ils habitent la maison de leur père, cette maison qui les a vus naître, et repose sur le champ qui les nourrit. Ils aimeront mieux rester exposés au mauvais air ; ils oublieront leur mal et ses retours périodiques plutôt que de renoncer à leurs champs, à leurs habitudes. C'est qu'en effet la perte qu'ils subiraient serait irréparable ; les en dédommagerait-on, que le foyer d'infection subsisterait ! Vaut-il mieux encore travailler à sa destruction et laisser à l'agriculture un terrain que l'on peut assainir.

Il fut un temps où la Limagne, cette vaste et riche plaine que nous habitons, consista en un lac, et plus tard en un marais ; les fièvres intermittentes y régnaient constamment et d'une manière endémique. Des travaux de dessèchement ont été faits, des fossés ouverts, des chemins pratiqués. De nos jours, ces affections y sont moins communes, les habitants vigoureux et les terres couvertes de nombreux produits (1).

Oublions donc un instant les moyens hygiéniques applicables à l'individu ; opposons-nous au développement de la cause de l'endémie, et empêchons que cette cause, une fois mise en jeu, ne réagisse sur l'économie. Songeons, par conséquent, à faire rapidement et à peu de frais sur le marais de Laschamps ce que de nombreuses générations ont effectué sur celui de la Limagne ; le dessèchement du marais peut seul atteindre ce but, et par suite provoquer la fertilité du sol, faire naître l'aisance et remplacer une population abâtardie par des êtres sains et vigoureux.

Rien ne me paraît facile comme de procéder au desséchement du marais de Laschamps. Son étendue n'est pas très-considérable ; quoique sa surface soit inégale, elle incline et aboutit à la Morge ; il est

---

(1) Il existe tout près et au nord de Riom, une plaine dite de la Millaud, bornée par un coteau qui porte le nom de Bionet. A une époque plus ou moins reculée, ce coteau était couvert de bois, et cette plaine consistait en un lac, véritable foyer d'infection, qui probablement ne fut pas étranger aux fléaux qui ravagèrent la ville, en 1431, 1502, 1564, 1565, 1580, 1585, etc. Après la guerre de Hanovre, des prisonniers furent employés à défricher le bois, dont ils transportèrent le terrain dans le lac, et l'on parvint ainsi à prévenir de nouvelles épidémies, en desséchant cette plaine que nous voyons aujourd'hui couverte de jardins et de prairies.

donc très-possible d'y creuser des fossés qui rece-
vraient les eaux naissantes et pluviales, et les con-
duiraient dans le lit de la rivière.

La première disposition consisterait à défricher le
terrain, à niveler sa surface en plan incliné, et à pratiquer sur ses limites des fossés assez larges et pro-
fonds : l'on donnerait la capacité la plus grande à
ceux qui longeraient la grande route et se jetteraient
dans la rivière près du pont ; des fossés secondaires,
partant des supérieurs et s'étendant obliquement du
nord-est au sud-ouest pour la portion septentrionale
du marais, du sud-ouest au nord-est pour la portion
méridionale, sillonneraient le communal et gagne-
raient les uns le lit de la Morge, les autres le fossé
principal inférieur. De tels canaux bien entretenus
chaque année ne permettraient plus à l'eau de sé-
journer; le terrain intermédiaire, livré à la culture,
no retiendrait que la quantité d'eau nécessaire à l'a-
limentation des végétaux ; ceux-ci ne posséderaient
plus d'éléments de putréfaction, et toute production
de gaz délétères deviendrait impossible.

Le projet que je viens de signaler est d'une facile
exécution ; il demande peu de travail, il coûterait peu
d'argent. D'ailleurs si l'on cherchait à peser les avantages matériels, on trouverait une heureuse compen-
sation dans les produits qui résulteraient de la culture
du marais.

Si ce terrain appartenait à des particuliers, l'ad-

ministration publique ferait ressortir les avantages de
sa mise en culture, et leur accorderait des primes et
des encouragements. Il s'agit d'un bien communal,
elle a des droits bien plus puissants à commander et
même à favoriser des travaux qui peuvent non-seu-
lement détruire une cause d'insalubrité aussi grande,
mais encore augmenter les revenus de la commune
pauvre sur laquelle ils seraient exécutés.

Aussi, je n'en doute pas, l'autorité départemen-
tale reposera son attention bienveillante sur la situa-
tion pénible des habitants de Piorry : c'est pour elle
un devoir tout philanthropique et social. Par ses soins,
on verra diminuer l'indigence d'une population qu'un
état maladif constant tient éloignée du travail ; on
verra cesser bien des souffrances physiques, et s'équi-
librer une mortalité dont le chiffre est supérieur à
celui des naissances ; des générations vigoureuses
succéderont à ces créatures débiles qui ne meurent
pas toutes là où elles sont nées, et qui s'alliant en
d'autres lieux à d'autres hommes, vont donner naissance à des races abâtardies ; l'on verra enfin se con-
vertir en un séjour riant et pur un marais qui ne cesse
d'exhaler l'infection et la mort.

C'est en faisant des routes et des canaux, c'est en
favorisant les arts et les sciences, en propageant la
vaccine, en assainissant les villes, en desséchant les
marais, en un mot, en augmentant le bien-être,
que, suivant les paroles de M. Villermé, « chez

nous, le gouvernement d'une part, et d'autre part
le passage d'un état de guerre à celui de paix, l'es-
prit et la tendance du siècle ont opéré, en quelques
années, le prodige de réduire la mortalité.....; » et
que « des résultats encore plus satisfaisants nous sont
promis à mesure que les moyens dont je viens de
parler s'étendront à de nouveaux lieux..... (1). »

Les faits consacrent, chaque jour, la vérité de ces
paroles : je signale aujourd'hui le malaise des habitants de Piorry ; d'autres révèleront demain les mi-
sères d'autres localités ; chacun s'efforcera de les détruire, et nous concourrons tous à une œuvre qui
tend à protéger la liberté, la vie et les intérêts des
citoyens, et à donner à la nation une force qu'elle puise
dans des défenseurs plus robustes et plus nombreux.

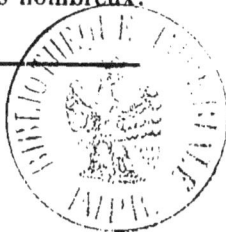

(1) *Loc. cit.*, p. 83.

6